www.ingramcontent.com/pod-product-compliance
Lightning Source LLC
Chambersburg PA
CBHW051326220526
45468CB00004B/1509
9781793211057